健康中国医学科普融媒体出版项目（第一辑）

近视

U0266998

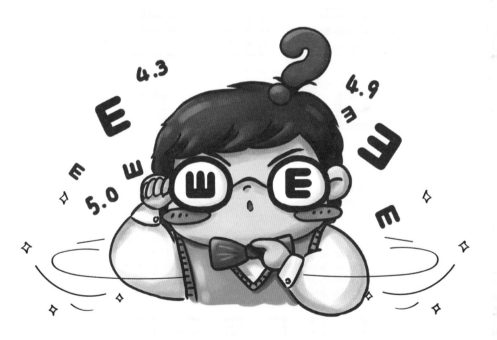

长江出版传媒
湖北科学技术出版社

图书在版编目(CIP)数据

近视的预防 / 李新宇主编. —武汉：湖北科学技术出版社，2022.10

（健康中国医学科普融媒体出版项目，第一辑）

ISBN 978-7-5706-2234-4

Ⅰ.①近… Ⅱ.①李… Ⅲ.①青少年－近视－预防（卫生）－基本知识 Ⅳ.①R778.101

中国版本图书馆 CIP 数据核字(2022)第 157621 号

近视的预防

JINSHI DE YUFANG

策　　划：冯友仁

责任编辑：程玉珊　徐　丹　　　　　　　　　封面设计：胡　博

出版发行：湖北科学技术出版社　　　　　电话：027－87679447

地　　址：武汉市雄楚大街 268 号　　　　邮编：430070

　　　　　（湖北出版文化城 B 座 13－14 层）

网　　址：http://www.hbstp.com.cn

印　　刷：武汉邮科印务有限公司　　　　　　　　邮编：430205

880×1230　　　　　1/32　　　　3.5 印张　　　　100 千字

2022 年 10 月第 1 版　　　　　　　2022 年 10 月第 1 次印刷

定价：35.00 元

《近视的预防》

编 委 会

主 编　李新宇

编 者　吴超琼　蒲　琪　李新宇

绘 画　木　瓜

　　李新宇，医学博士，华中科技大学同济医学院附属同济医院眼科主任医师、教授、博士研究生导师、留美访问学者。承担多项国家及省部级研究课题，在国内外重要期刊发表学术论文 40 余篇。从事眼科临床工作 20 余年，擅长成人近视手术治疗、青少年近视防控、儿童屈光检查及治疗、复杂验光及配镜。

前 言

　　儿童青少年的近视发生率越来越高，且发生年龄越来越低龄化。我国已经有超过一半的儿童青少年受到了近视的困扰。眼睛是心灵的窗户，而近视则在这扇窗户前面加了一层纱窗，使孩子们感受不到良好的视觉质量，给他们学习及生活的方方面面都带来了或大或小的影响。因此，近视防控知识的普及尤为重要。近视的发生、发展是一个逐步加重的过程，主要是由儿童青少年长期的不良生活及用眼习惯所导致的。本书将儿童青少年的视力发育、近视预防、近视治疗相关知识向家长和孩子们传达，希望能帮助看到这本书的家长、孩子们做到：每个年龄阶段视力发育水平心中有数，对学习及生活中近视预防策略有更多了解，对发生近视后正确的近视治疗方式有所认识；在呵护视力发育的过程中，家长及老师所起的作用尤为重要，要引导、监督儿童青少年养成良好的用眼习惯。定期进行视力检查，认真填写本书所附屈光档案，动态观察儿童青少年视力变化情况是预防及控制近视发生、发展的又一重要手段。

本书作为一本预防近视的亲子图书，在书中编排了有趣的情景故事、插入了通俗易懂的模式图，让读者在吸收知识的过程中不乏乐趣。

希望这本书能帮助儿童青少年远离近视的困扰。

目 录

第四章　近视的预防方法

第五章　近视的治疗方式

第六章　建立屈光档案，监测远视储备

第一章

神奇的眼睛

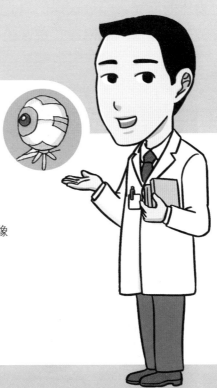

眼睛是心灵的窗户，也是带领孩子们感知美好世界的门户。那么眼睛的结构到底是什么样的呢？它是怎么让我们看到美好景象的呢？

1.1 眼睛的成像原理

眼睛的成像原理类似于照相机成像原理。外界光线或物体的反光，经过眼球的屈光系统折射后，聚焦在视网膜黄斑中心凹。视网膜黄斑区的视觉细胞，将光信号转换为

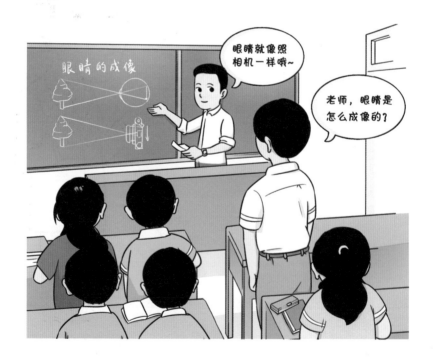

神经冲动电信号，沿着视觉通路，传递到大脑视觉中枢，就产生了影像。眼球的屈光系统包括角膜、房水、晶状体、玻璃体。视觉通路包括视神经、视交叉、视束、外侧膝状体、视放射、视皮质。

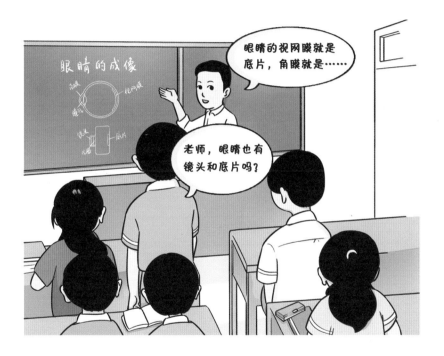

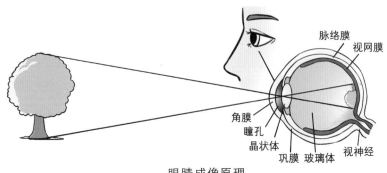

眼睛成像原理

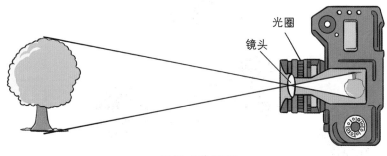

相机成像原理

1.2 眼睛的结构

既然眼睛好比一架照相机，那么眼睛的各个结构与相机的各功能结构便可一一对应。

角膜——照相机的镜头。角膜俗称"黑眼珠"，但它是透明的，是光线进入眼球的第一道关口，之所以黑，是其后方的虹膜组织的反光导致。

瞳孔——照相机的光圈。瞳孔也叫"瞳仁"，它可根据外界光线的强弱自动调节大小、调节光线进入眼内的亮度，防止眼睛因强光照射而受伤。

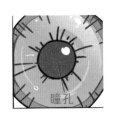

晶状体——照相机的镜头。靠睫状肌的缩放来改变厚度，可以调节远近的焦距，让我们视物清晰。我们既能看近又能看远，全靠晶状体的调节作用。

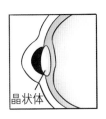

玻璃体——是一种像果冻一样的透明胶状物质，对眼球起支持作用。

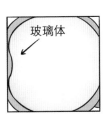

视网膜——照相机的胶片。含有非常多的感光细胞，它们可接受光刺激而成像，就相当于照相机的底片。

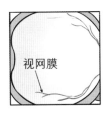

脉络膜——照相机的暗箱。脉络膜主要由血管和色素细胞组成。

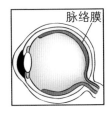

巩膜——照相机的外壳。巩膜和角膜相连续，俗称眼白，其作用是与角膜一起维持眼球的外形和保护眼球内容物。

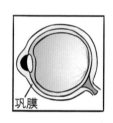

1.3 你问我答 —— 眼睛的成像

问 眼睛的成像原理和照相机的原理一样，那么我们眼睛看到的世界应该是倒立的啊，为什么我们看到的还是正立的像？

答 我们的视网膜上接收到的是倒立的画面，这个画面经神经传递到大脑，大脑再把画面颠倒成正立的画面。初生的婴儿看到的画面就是倒立的，随着对空间的认知经验增加，大脑就会把画面颠倒过来。

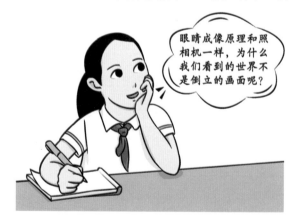

第二章

0~6 岁儿童的视力发育过程

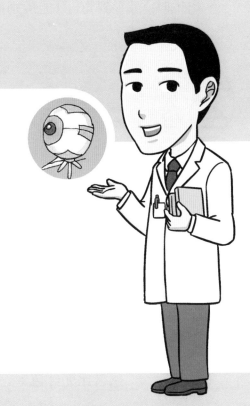

2.1 视力的发育

2.2 远视储备

2.1 视力的发育

视力的发育是一个渐进的过程。作为家长，有必要知道孩子在每个年龄阶段应该有的正常视力，以便评估自家孩子视力发育情况。

孩子 0 ～ 6 岁的视力发育过程大致如下：

出生时

出生时：可看到光，只能辨别明暗（光照会皱眉、闭眼）。

1个月

1 个月：孩子眼睛会追光。

2~3个月

2 ～ 3 个月：视力约 0.02，孩子喜欢看移动的物体，慢慢会追着人看。

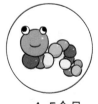

4~5个月

4 ～ 5 个月：视力约 0.04，孩子会开始看自己的手，对颜色鲜艳的物体比较敏感（比如红色）。

6 ～ 8 个月：视力约 0.1，孩子会追看大玩具，辨别物体的远近。

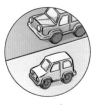

6~8个月

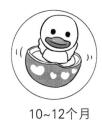

10~12个月

10 ～ 12 个月：视力 0.1 ～ 0.2，小的玩具，孩子也可以追看了。

2 岁：视力大约有 0.4，孩子开始喜欢看图书，会辨别圆形、三角形等简单的形状，可以看到比较细小的东西，如文字、爬行的小虫子，会模仿动作。

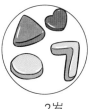

2岁

3 岁：视力达 0.5 左右。

4 岁：视力达 0.6 左右。

5 岁：视力达 0.7 左右。

6 岁：视力达 0.8 左右。

　　家长们可以针对孩子每一时期的视力发育特点，判断孩子的视力是否与其年龄匹配。同时，家长们也可以在各年龄阶段给予孩子敏感的视觉刺激，协助孩子的视力健康发育。

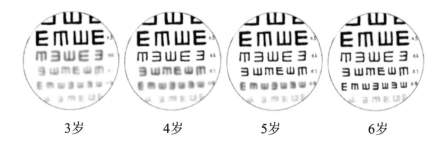

| 3岁 | 4岁 | 5岁 | 6岁 |

2.2 远视储备

　　正常婴儿因为眼轴较短，出生后都是远视状态，这就是我们俗称的远视储备，这一储备随年龄的增长、眼球的发育慢慢消耗，12 ～ 15 岁才到正常眼（医学上称正视眼）状态。

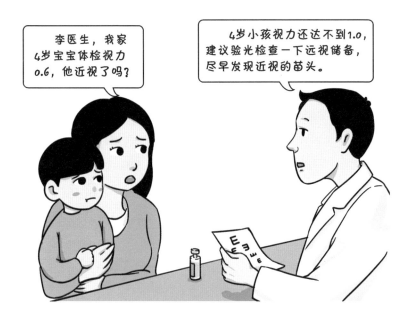

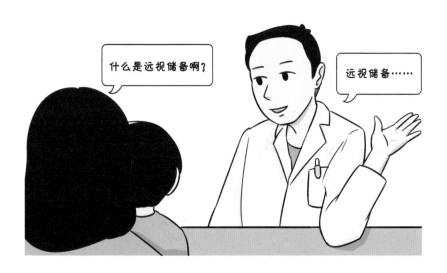

近视储备的规律基本上如表 2-1 所示。

表 2-1 远视储备规律

年龄	正常储备值
3 岁	+3.0D
4 ~ 5 岁	+2.0D~+2.5D
6 ~ 7 岁	+1.75D~+2.0D
8 岁	≈+1.5D
9 岁	≈+1.25D
10 岁	≈+1.0D
11 岁	≈+0.75D
12 岁	≈+0.50D

如果孩子眼轴发育超前，提前"吃完"远视储备，虽然裸眼视力表现正常（0.8 以上），但随着眼球的继续发育和眼轴增长，近视将不可避免。

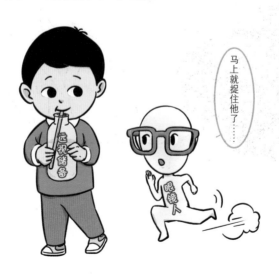

第三章

走进近视的世界

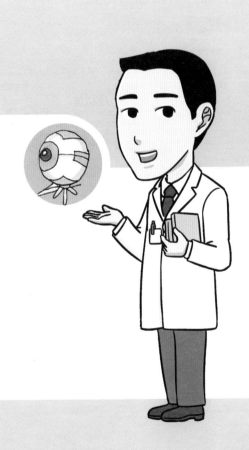

3.1 近视的定义

当眼调节静止时，外界的平行光线（5m以外）经眼的屈光系统后恰好在视网膜黄斑中心凹（胶片）聚焦，这种屈光状态称为正视；若聚焦在视网膜之前，则不能产生清晰像，称为近视。

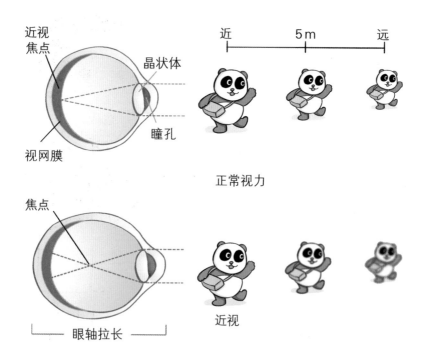

3.2 近视的发病率

　　我国儿童青少年近视发病率已经高居世界第一位，且仍然呈上升趋势，发病年龄越来越小、发病率越来越高、近视度数越来越深。

　　统计显示，2020 年我国儿童青少年总体近视率为 52.7%，其中 6 岁儿童近视率为 14.3%，小学生近视率为 35.6%，初中生近视率为 71.1%，高中生近视率为 80.5%。

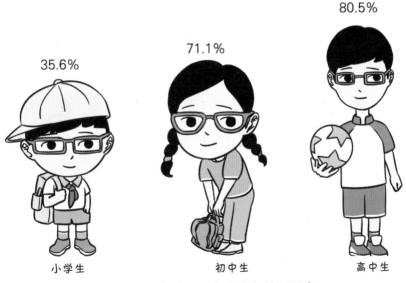

2020 年我国儿童青少年的近视率

3.3 近视的成因

　　近视的发病是多因素引起的，目前尚属于探索阶段。总体来讲，对近视眼的发生、发展起作用的因素可分为先天因素和后天因素，它们可以共同作用导致近视的发生、发展。导致近视的先天因素主要是遗传因素和发育因素；后天因素主要是长时间近距离用眼、缺乏户外运动、饮食不均衡、不正规的验光配镜、不合适的照明环境等。

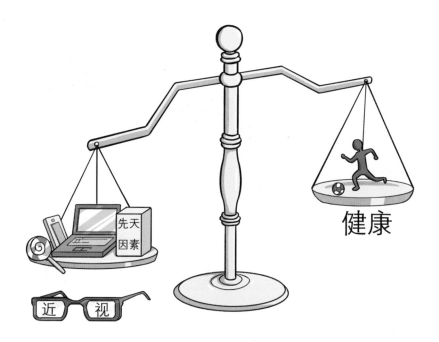

3.3.1 先天因素

1. 遗传因素

高度近视有遗传倾向，但中低度近视、单纯近视这一倾向就不太明显。有遗传因素者，患病年龄较早，近视度数也较高，多在 600 度以上。

有研究表明：

（1）如果父母双方都是近视，孩子的近视风险要比父母双方都不是近视的高 4 倍。

（2）父母双方都是高度近视，孩子基本上都会出现近视。

（3）如果只是父母一方近视或者高度近视，孩子近视的可能性也会增加。

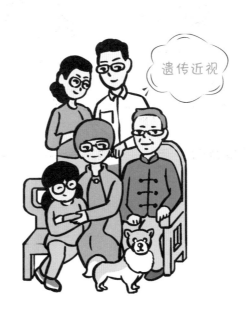

　　所以，如果把父母的近视状态比作近视生长的土壤，那么，父母双方近视状态越严重，"土壤就可能越肥沃"，孩子发展成为近视的可能性就越大。因此，家长们也要保护好自己的眼睛，不要让自己的孩子一出生就有易近视的"优势"哦。

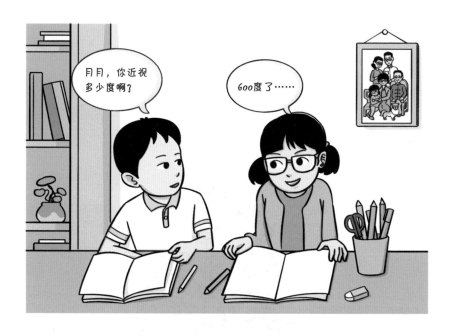

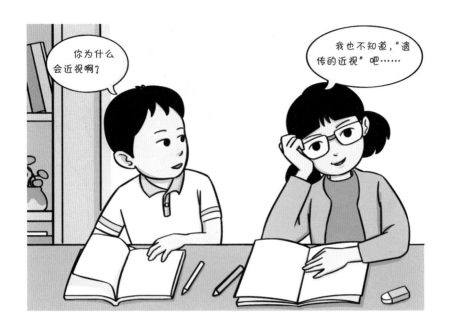

2. 发育因素

　　婴儿因眼球较小，故均系远视，但随着年龄的增长，眼轴也逐渐加长，至青春期发育正常。若眼球发育过度，则形成近视。

　　极少数婴儿在出生时就有近视，这种为先天性近视。幼年时进展很快，这类近视常发展为高度近视，发现后应该及时矫正，避免弱视的发生。

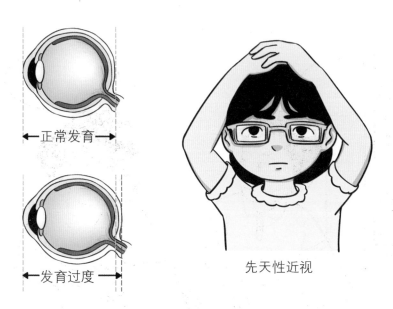

先天性近视

3.3.2 后天因素

当眼球发育成熟后，如果没有先天遗传因素，则后天的环境因素对近视的发生和发展有很大影响。

1. 照明过强或过弱

照明光环境具有一定的标准与要求。研究表明：照度过低（< 100 lx），或者过高（> 500 lx）都会引起睫状肌痉挛或者产生眩光，久而久之影响视觉质量。

光线过强对瞳孔的刺激作用大，如人在强烈的阳光下看书时，为减少眩光，瞳孔会急剧缩小，以减少进入眼内的光线。在这种状态下眼易发生过度调节，引起视觉疲劳，促进近视的发生或发展。

光线过暗会导致瞳孔扩大,如在暗室,当人注视书本时,由于视物不清，会本能地缩短眼睛和书本的距离，导致长时间近距离用眼，引起视觉疲劳，增加近视发生的风险。

所以光照过强或过弱都不利于视觉健康。

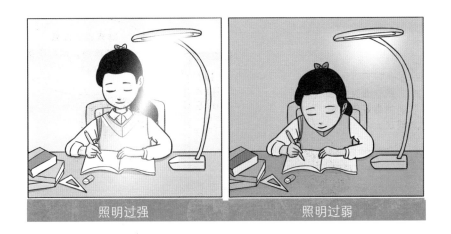

照明过强　　　　　　照明过弱

2. 验光配镜不合适或者近视眼镜未全天佩戴

大部分研究建议，近视儿童都应予以"足矫"并全天佩戴眼镜。

有研究发现，过度的欠矫（比如欠矫超过 75 度），反而会加重近视的进展。这可能是因为过度的欠矫引起视网膜成像的模糊，而这种模糊进一步加重近视的进展。

此外，如果近视眼镜度数配得太低，孩子戴镜后只能勉强看清东西时，会产生不自觉眯眼的现象。而长期的眯眼，则会因为眼睑的挤压作用，使得角膜散光度数明显增加，散光增加了，看东西更加不清楚，视物不清，更加重了眯眼，于是进入了一个恶性循环，这非常不利于眼睛的健康。

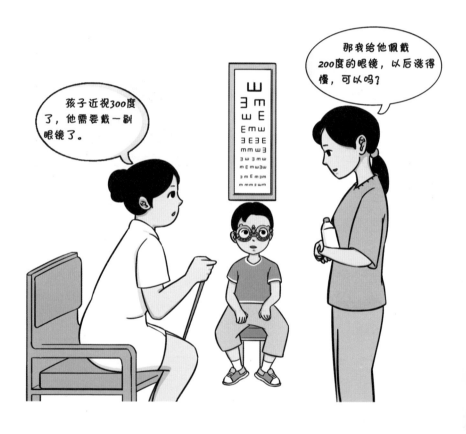

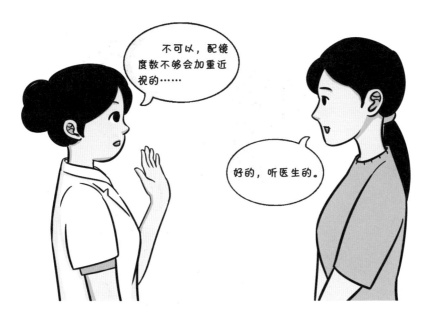

3. 长时间的近距离阅读、工作，手机、游戏机、电脑等电子产品的过度使用

长时间近距离用眼会导致眼部肌肉紧张、血液循环障碍和新陈代谢失衡，近视是长期近距离用眼的结果。

过度使用手机、游戏机、电脑等电子产品不仅使眼睛长时间处于近距离工作状态，还减少了孩子们的室外活动时间，对视力和体格发育都有不好的影响。

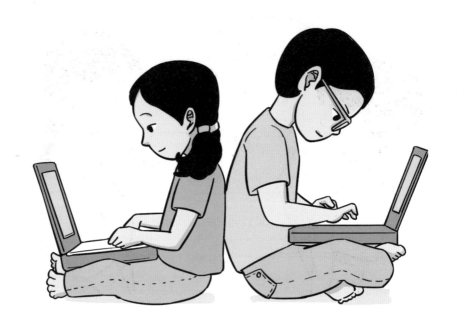

4. 挑食：喜食高糖食物，厌食硬质食品

我国一项调查表明，中小学生近视眼的发生与血钙偏低有密切关系。甜食在消化、吸收和代谢过程中会产生大量的酸性物质，与人体内的钙中和，可造成血钙减少，而缺钙则会使眼球壁的弹性降低，眼轴伸长。过量甜食还容易引起眼内房水的渗透压改变，使晶状体凸出，折射能力变强，影像模糊，从而导致近视。

甜食中的糖分在人体内代谢时会消耗大量对视神经有营养作用的维生素 B_1，经常大量进食甜食，可能会使视神

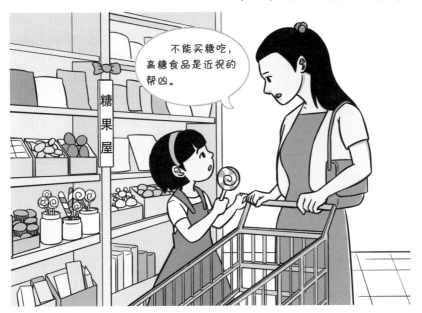

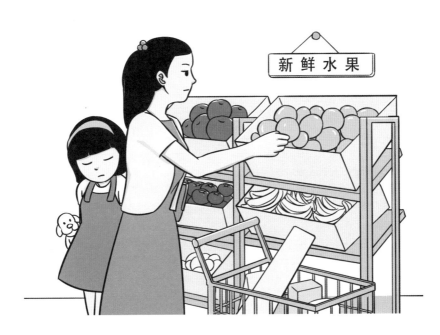

经因为"营养短缺"而出现故障。此外，维生素 B_1 缺乏时，还会影响体内碳水化合物的氧化，不完全氧化物滞留于血液内，对视神经产生一定的毒害作用，进而容易诱发或加重视神经炎，影响视力。

3.4 近视的分类

近视有多种分类方法。

3.4.1 根据近视度数大小分类

（1）轻度近视：一般指近视度数低于 300 度的近视。

（2）中度近视：一般指近视度数为 300 ～ 600 度的近视。

（3）高度近视：一般指近视度数为 600 ～ 1 000 度的近视。

（4）超高度近视：近视度数大于 1 000 度的近视。

3.4.2 根据屈光状态分类

1. 轴性近视

轴性近视是指眼角膜及晶状体等屈光成分基本正常而眼轴比正常长（大于 24 mm）的近视，这种类型占近视的 80% 以上。

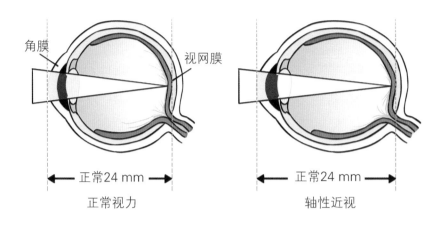

角膜

视网膜

←— 正常24 mm —→

正常视力

←— 正常24 mm —→

轴性近视

2. 屈光性近视

少部分人眼轴长度正常，而眼角膜或晶状体的屈光力过强，导致远处的光线聚焦在视网膜前，在视网膜上形成不清晰的图像，这就是屈光性近视。

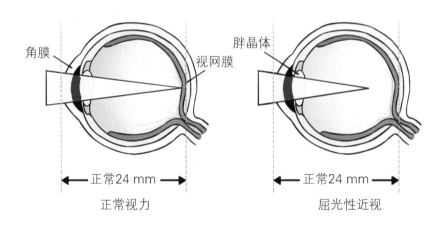

角膜

视网膜

胖晶体

←— 正常24 mm —→

正常视力

←— 正常24 mm —→

屈光性近视

3.4.3 按照眼睛调节作用的影响分类

1. 假性近视

假性近视也叫调节性近视，一般是因为晶状体（镜头）调节过度，使远处的光线入眼后聚焦于视网膜前，其眼球前后径长度正常。散瞳验光后近视的屈光度完全消失，表现为正视眼或远视眼。

假性近视一般是由于长时间近距离工作，用眼姿势不良，如伏在桌上、躺在床上或在动荡不稳的车厢里看书所致。光线过强或过弱也可导致眼睛睫状肌紧张、疲劳，造成远视力下降。

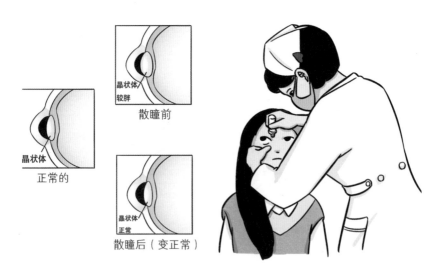

2. 真性近视

真性近视也称轴性近视，眼球前后径长度延长（大于24 mm），远处的光线入眼后聚焦于视网膜前。真性近视的患者通过散瞳解除调节作用后验光，近视度数仍高于75度。

3. 混合性近视

混合性近视是真、假性近视同时存在的状态。散瞳后近视屈光度有一定的降低，但仍为近视。大多数近视为这种近视状态。

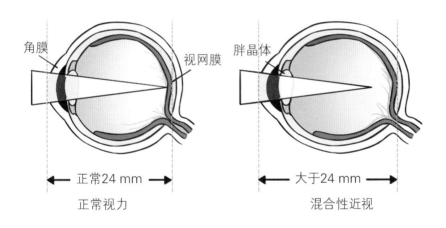

3.4.4 按近视的性质分类

近视按性质进行分类可分为单纯性近视、病理性近视、继发性近视。

1. 单纯性近视

　　绝大多数单纯性近视发生于儿童青少年时期，进展缓慢，近视度数偏低（大多数在 600 度以内），戴眼镜可以达到正常视力，随着身体发育的停止，近视度数也基本稳定不变，大多数后天性近视都属于这一类。

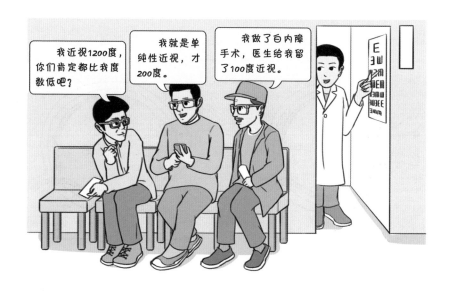

2. 病理性近视

　　病理性近视又称为恶性近视、变性近视等，属基因遗传性近视或先天性近视。其特点是近视度数高（600 度以上），眼轴明显延长；有遗传因素，通常于出生时或出生后早期就表现为近视；发展快，呈持续进行性加深，儿童青少年时期近视程度进展明显（每年进展超过 100 度）。

3. 继发性近视

继发性近视指的是一些眼病 (如圆锥角膜、球形晶状体等) 或由于手术（植入人工晶状体的度数过高或移位）等所继发的近视眼，经眼科医师检查后一般可以找到原发疾病。

3.4.5 你问我答——散瞳验光

问 为什么儿童青少年近视需要散瞳验光？

答 因为儿童青少年的眼睛调节力强于成人，直接验光配镜可能有很大的误差，不正规的医院和眼镜店在没有散瞳验光的状况下容易给予过高的度数，容易导致真实度数的快速加深。为了精确检查出儿童青少年的实际屈光度数，验光前应该使用睫状肌松弛剂（散瞳药）消除或最大程度减少调节影响，在睫状肌松弛状态下进行视网膜检影验光，才能得到真实准确的近视度数。

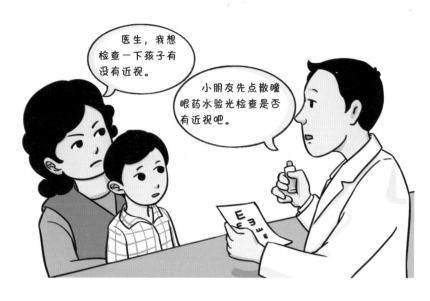

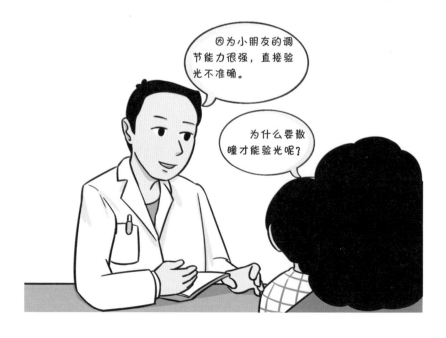

问 散瞳验光的常用药物有哪些？

答 常用的散瞳药物主要有以下 3 种：

（1）1.0% 硫酸阿托品。对眼睫状肌松弛作用很强，一般用于远视儿童或近视伴有斜视的儿童。每天用药 1 ～ 3 次，共 3 ～ 4 天，验光当日早晨用药 1 次。点眼后 4 周左右会视近困难、畏光。少数人用药可能出现脸红、发热、口干等全身不良反应。

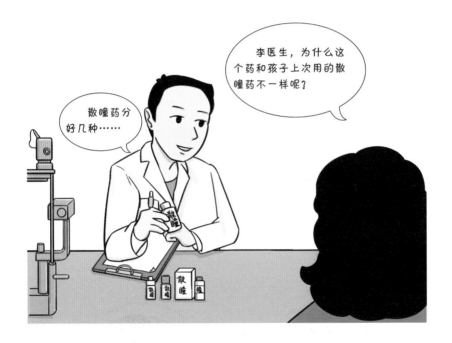

（2）1.0% 盐酸环喷托酯。睫状肌麻痹效果与阿托品滴眼液近似，起效快、作用时间短，对日常生活影响小。一般验光前每 5 分钟点眼一次，共 2 次，30 分钟后验光。

常见副作用：药物刺激性较大，少数人点眼后出现脸红、口干、困倦等全身不良反应。

（3）0.5% ～ 1.0% 复方托吡卡胺。起效快、作用时间较短，相对于其他药物全身不良反应极少。一般验光前每 5 分钟点眼一次，共 2 次，30 分钟后验光。由于对学习和日常生活影响小，所以是目前临床较为常用的扩瞳验光药物，但考虑到残余调节力的存在，故不太适于 12 岁以下的儿童青少年散瞳验光。

问 散瞳验光伤害眼睛吗？

答 因为散瞳验光检查后瞳孔散大，一段时间内会出现畏光、视近模糊等症状，家长们都会担心散瞳验光会对孩子眼睛或身体有害。但这些都是暂时的，药物代谢失效后自然就会恢复正常，所以，对眼睛是安全的，孩子畏光阶段注意避免强烈太阳光照射，如果视近模糊建议暂停书写及阅读。

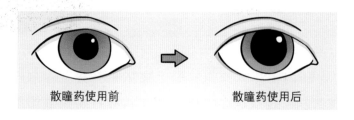

散瞳药使用前　　　　散瞳药使用后

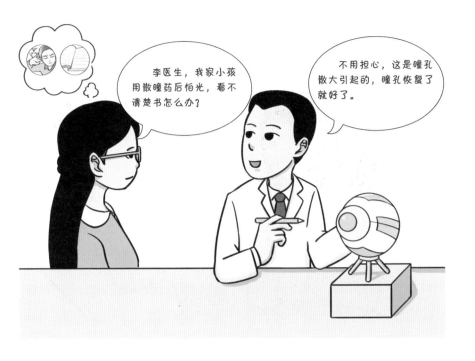

问 验光佩戴眼镜后眼镜需要一直戴吗？

答 很多家长关心：小孩佩戴眼镜后，眼镜需要一直戴吗？是否可以上课时戴，下课后活动或写作业时不戴？目前医学认为，戴眼镜本身不会导致近视加深，如果时戴时取，眼睛必须根据所看物体的距离不断地改变调节力量，这样更容易造成眼睛视觉疲劳，导致近视度数的加深。有近视散光的孩子，不戴眼镜习惯眯眼看或歪头看，戴眼镜有益于培养好的习惯，另外，戴眼镜对屈光不正引起的斜视有治疗作用。所以佩戴眼镜后除个别不方便的情况下，坚持佩戴会更好。

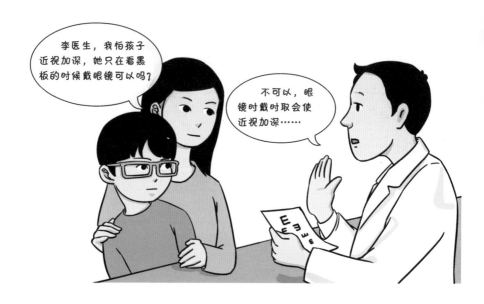

3.5 近视的表现

3.5.1 视力减退

近视眼的孩子远视力逐渐下降，看远处物体模糊不清；近视力正常，看近处的物体还是清楚的。但高度近视常因屈光间质混浊和视网膜、脉络膜变性，其远近视力都不好。

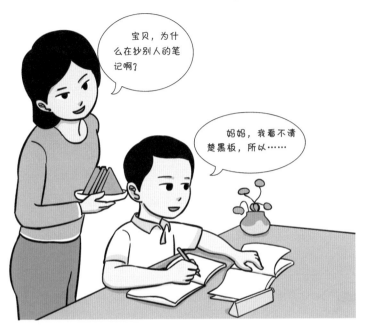

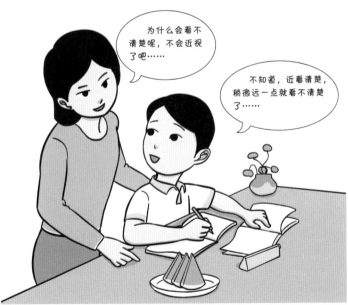

3.5.2 喜眯眼、歪头视物

近视的孩子看东西时，远处的物体发出的光线通过眼不能聚焦于视网膜上成清晰的像，当眯着眼时，就好像针孔镜一样，周围杂乱的光线不能进入眼内，中央的少部分光线可直接在视网膜成像，所以眯着眼会看得清楚些。此外，一些患有早期近视的孩子通过歪头看东西，可以减少散射光线对视力的影响，以便看清物体。因此为了看清楚

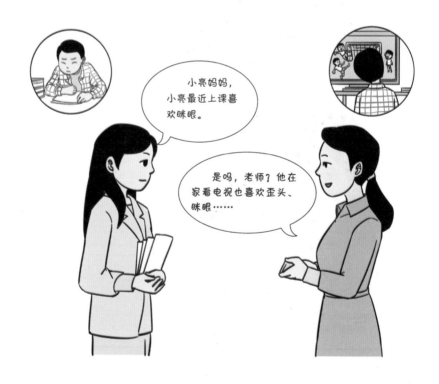

目标物体，孩子会不自觉地眯眼、歪头。

3.5.3 看电视喜欢站电视机跟前

近视的小朋友由于远处物体在视网膜上成像不清楚，往往会选择凑近看，以使物像落在视网膜上清晰成像，常体现在看电视的时候喜欢站在电视机跟前，家长应注意这些细节。

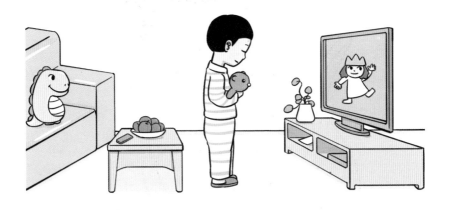

3.5.4 学习时喜欢捧书离眼睛很近

早期近视的小朋友在看大的物体时可能无异常举动，但是他们在看小的目标物体时常会将物体移近，如看书时喜欢把书移近。若家长发现小朋友看书、写字的距离比以往更近，这可能是孩子已经发生近视的警告。

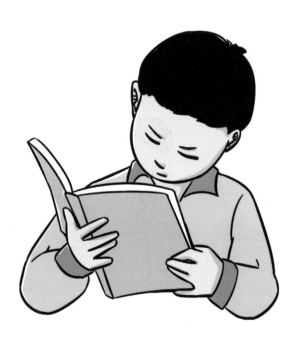

3.5.5 视力疲劳

近视的小孩由于视物不清，眼睛增强调节，眼的肌肉长时间处于过度紧张状态，易造成眼疲劳，可出现眼胀、眼干后突然流泪、头痛、眼充血、视物模糊、视力波动等症状。

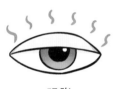
眼胀

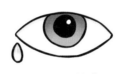
眼干后突然流泪

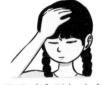
用眼过度引起头痛

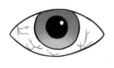
眼充血

视物模糊

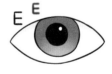
视力波动

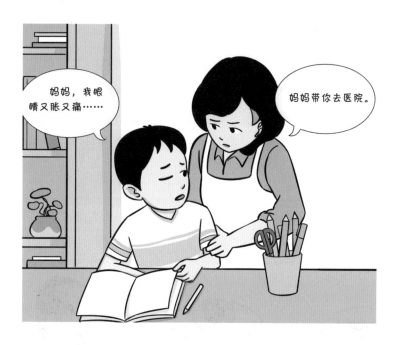

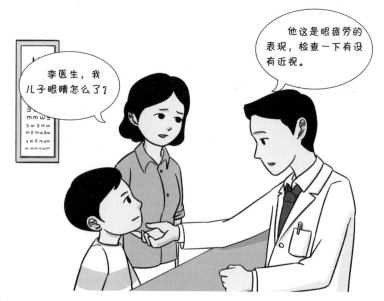

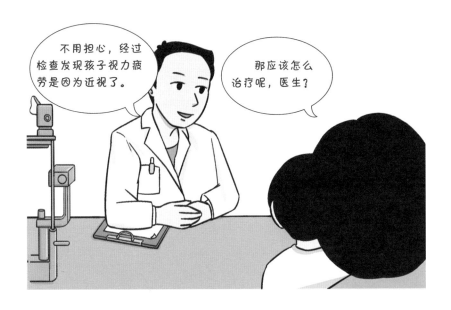

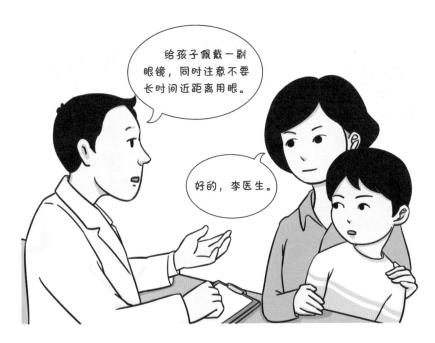

3.5.6 外斜视

发生近视后，由于看近时使用调节较少，而使用集合功能较多，造成调节和集合功能的不平衡，内直肌长期处于过度紧张状态，久而久之，造成内直肌功能不足，两眼集合功能相应减弱，因而极易造成外隐斜或外斜视。

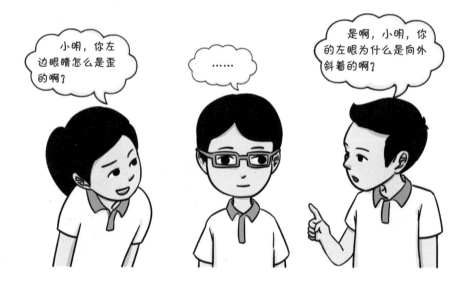

3.5.7 眼球突出

正常成人的眼轴长度一般是 24 mm 左右，儿童的眼轴长度随着眼睛的发育逐渐增长，直到达到成人水平。近视眼度数每增长 300 度，眼轴长度就会增加 1 mm 左右，近视的度数越深眼轴越长，眼球看起来也会越突出。中低度近视的孩子眼球突出不是很明显，高度近视的孩子眼球看起来向外突出会明显一些。

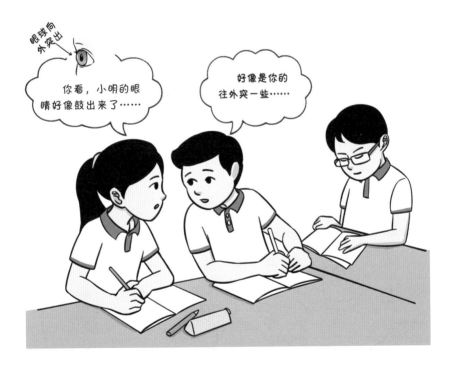

3.6 近视的危害

3.6.1 并发症

低度近视较少引起眼底并发症，但是高度近视患者的眼球像吹得过大的气球一样，眼球壁的视网膜、脉络膜和巩膜组织都会因此变薄，这样的眼睛出现严重眼底并发症的可能性就增大很多。高度近视的主要并发症有后巩膜葡萄肿、飞蚊症、视网膜脱离、并发性白内障、眼底出血、青光眼。

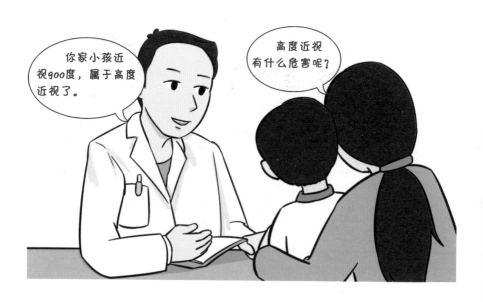

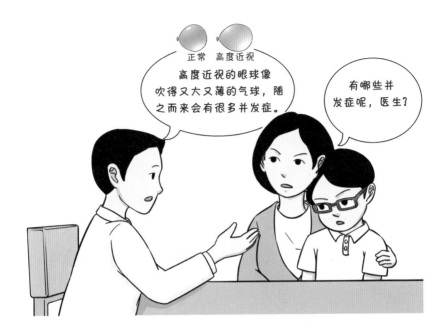

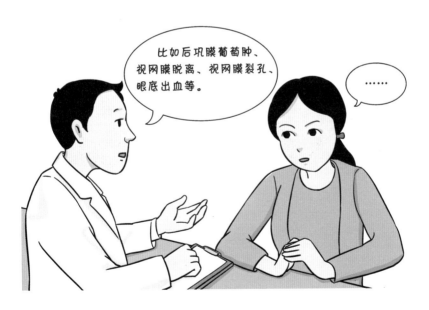

1. 视网膜脱离

视网膜脱离是高度近视最常见的并发症之一，主要表现为突然视物模糊、变形、有黑影固定遮挡，严重者可导致失明。据统计，在视网膜脱离的患者中，有70%同时患有近视眼。

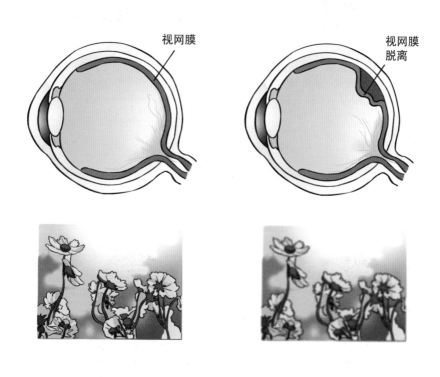

2. 后巩膜葡萄肿

高度近视眼绝大多数为轴性近视，因眼轴的前后直径不断延长，眼底巩膜壁局限性向后方膨出形成后巩膜葡萄肿，屈光度数进一步加深。

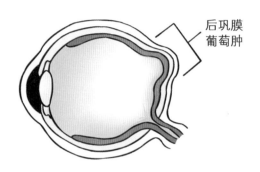

后巩膜
葡萄肿

3. 飞蚊症

玻璃体原本像无色果冻一样是透明胶冻状。当近视眼眼轴拉长，眼球体积增大，玻璃体却不随之增长，以致玻璃体不能充填眼内全部空间，出现液化、活动度增加、混浊，引起眼前黑影飘动，即飞蚊症。

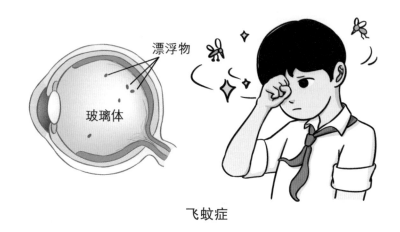

飞蚊症

4. 并发性白内障

高度近视容易并发白内障，有高度近视的人会提早出现白内障，同时白内障手术效果也要比没有高度近视病史的人群差。

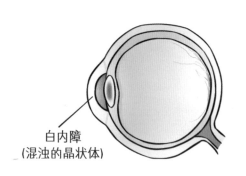

白内障
(混浊的晶状体)

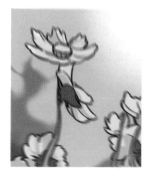

白内障视力

5. 其他视网膜病变

高度近视易并发视网膜出血、萎缩及退行性病变，影响视力。

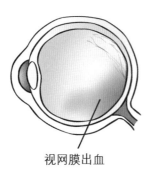

视网膜出血

视网膜病变影响视力

6. 青光眼

青光眼是一种不可逆的致盲性疾病，会造成视力渐渐丧失。据统计，30%的高度近视患者有青光眼。

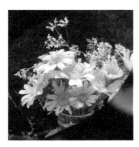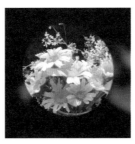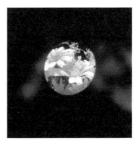

青光眼——视野逐渐缩小

3.6.2 对生活的影响

近视给小朋友们的运动和日常生活带来诸多不便。

1. 学校生活

无论是上课看黑板，还是就餐时间在食堂买饭菜，或是在文具店选购文具都可能因为看不清楚而造成诸多不便。

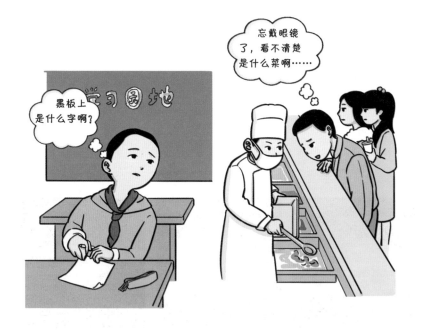

2. 体育运动不适宜高度近视的小朋友参加

打篮球、打羽毛球、拳击、踢足球、跳水、跳高都不适合高度近视的小朋友参加。

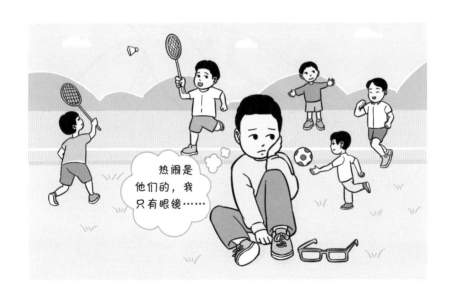

3. 戴眼镜的不便

冬天从室外到室内眼镜"上霜";雨天眼镜沾水滴;不慎被撞,眼镜破裂戳伤眼睛;镜片磨损,视物模糊、近视加剧。

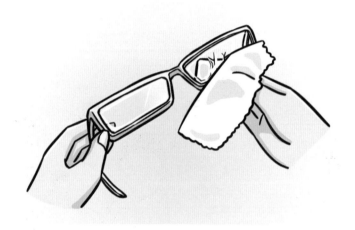

4. 接触镜

有的近视患者选择佩戴接触镜,佩戴过程中会出现异物感。接触镜使用久了或者清理不当可出现接触镜沉积物。此外,接触镜的使用还可能出现一些眼部并发症,如结膜炎、角膜感染、角膜上皮损伤等。

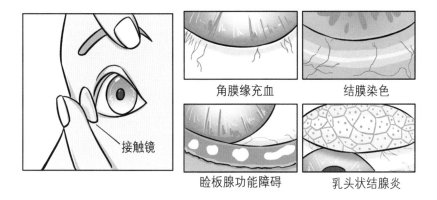

角膜缘充血　结膜染色

睑板腺功能障碍　乳头状结膜炎

接触镜

5. 心理影响

近视对小朋友的心理也可能产生不同程度的影响。有的小朋友会因近视影响外观而感到自卑，或因不能与同学们一起参加某些体育运动而觉得孤独。

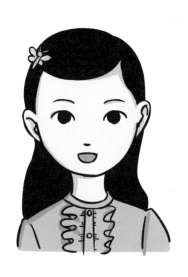

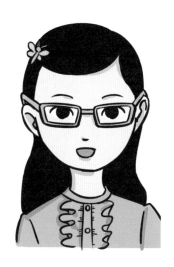

3.6.3 对学业和择业的影响

对于儿童青少年来说，由于长时间近距离看书写字，会引起眼过度疲劳，视力急剧下降，往往出现双眼干涩、酸胀、眼眶疼痛等症状，造成注意力难以集中，黑板看不清，从而影响学习。近视也会在一定程度上影响志愿填报。

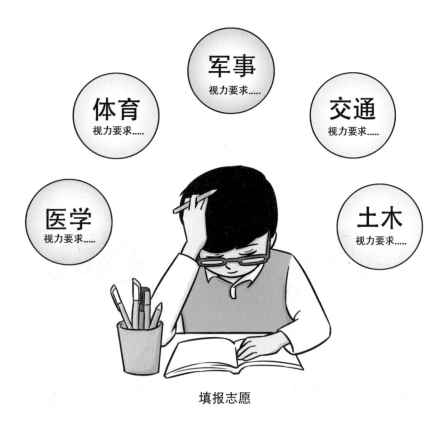

填报志愿

第四章

近视的预防方法

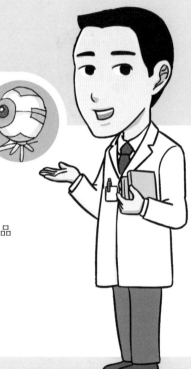

对于非先天性近视，我们是可以预防的。我们可以通过增加孩子户外活动的时间、培养孩子正确的写作和阅读姿势、培养孩子做眼保健操的习惯、减少甜食摄入、增加硬质食品摄入等预防孩子的眼睛发展为近视。

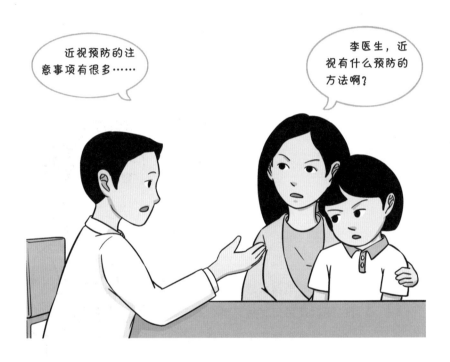

4.1 足够的户外活动

足够户外活动是预防近视的最佳手段。每天 2 小时或每周 10 小时的户外活动，能有效降低近视的发病率。户外活动不一定要体育运动，可以是遛狗、放风筝、散步、晒太阳等一切在开放环境下的活动。

孩子在户外运动时，视野为开放的环境，除了能够缓解调节痉挛、减轻视力疲劳之外，还可以让眼球接受较多的自然光线和适当的紫外线照射。同时，在户外，瞳孔适当变小可以使成像更加清晰，这些都可能减缓近视的发展。

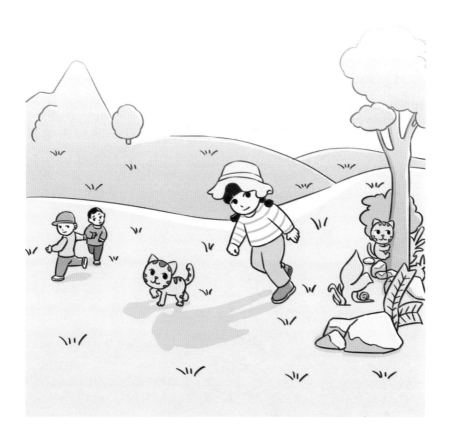

4.2 多晒太阳

（1）晒太阳可以促使人体合成更多的维生素 D。维生素 D 可以增加人体钙的吸收，从而增强眼球壁的弹性和表面张力，使眼轴不易拉长。

（2）晒太阳可以促使人体分泌更多的多巴胺。多巴胺可有效地抑制眼球的增长，从而可以抑制近视的发生和发展。

（3）阳光可使孩子瞳孔收缩，加大眼睛的聚焦力，使看到的物体更清晰，从而起到预防近视发生和发展的作用。

当然，夏天不能在太阳下暴晒，要注意防晒和避免直视太阳光；也不宜在室内隔玻璃晒太阳，因为这样达不到紫外线照射的目的。

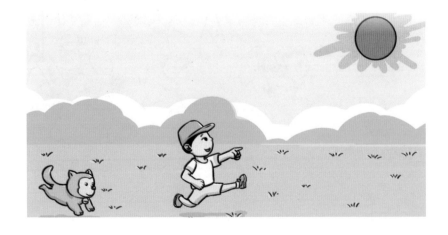

4.3 加强体育运动

（1）体育运动、活动和玩耍等，减少了孩子近距离用眼的机会，增加了看远的时间，这非常有利于防控近视的发生和发展。

（2）体育运动可以强身健体，增强五脏六腑的功能。中医认为，眼分五轮，对应五脏。五脏健康则眼清目明，不易近视。

（3）体育运动可以使人体肌肉发达，也加强了眼肌的功能。眼肌，特别是睫状肌调节功能正常，张弛有力，眼睛亦不易发生近视。

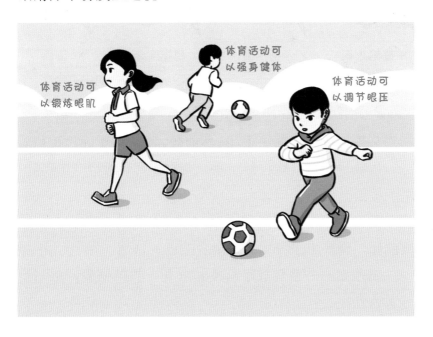

4.4 正确的阅读和书写姿势

调查研究发现，错误的握笔姿势、不当坐姿、看书时光线欠佳都会影响学生视力。

1. 错误的握笔姿势对近视发生发展助力最大

因此，要从小养成正确的握笔姿势。

 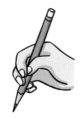 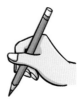 

× 握笔太低　　× 示指压拇指　　× 拇指压示指　　√ 正确

2. 养成读书书写的正确坐姿

头摆正——头部端正，自然前倾，眼睛离桌面约 0.3 m。

肩放平——双臂自然下垂，左右撑开，保持一定距离。左手按纸，右手握笔。

腰挺直——身子坐稳，双肩放平，上身保持正直，略微前倾，胸离桌子一拳头，全身放松、自然。

脚踏实——两脚放平，左右分开，自然踏稳，以与肩等宽为宜。

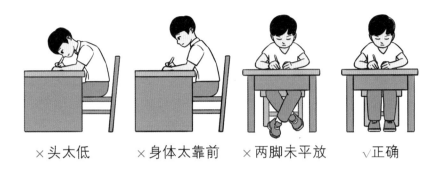

×头太低　　×身体太靠前　　×两脚未平放　　√正确

3. 掌握拿书的正确姿势

阅读时，书本不要竖立或平放，应将书本的上端用双手扶起到一个自己觉得比较舒服的角度，同时头稍向前倾，但不可过于倾斜，使书本与视线成直角。

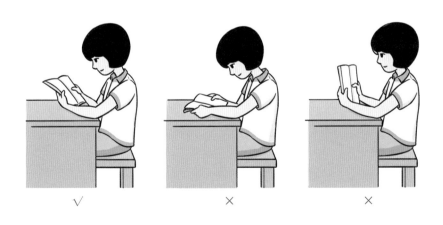

　　√　　　　　　×　　　　　　×

4. 教孩子学会调节

　　家长应该让孩子学会调节，不要长时间地坐在桌前盯着书本，而应每 30 分钟左右离开座位走动一下、活动一下身体，远眺绿色的植物等。

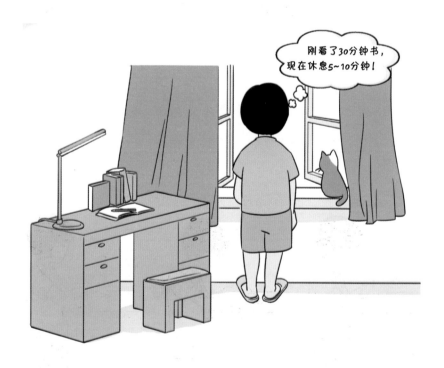

5. 不要让孩子躺着、趴着看书；也不要在行走、坐车时看书

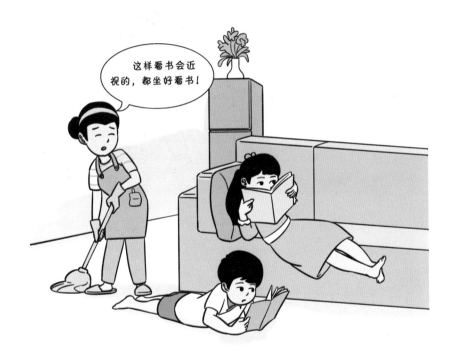

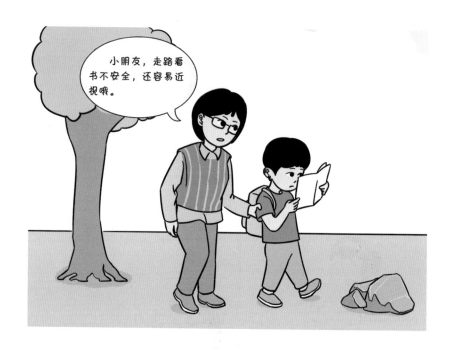

4.5 合适的阅读及书写光线环境

（1）房间内应该开着顶灯，配合使用台灯。光线过暗会加重眼疲劳感。

（2）最好使用可以调节明亮度的高频台灯，若灯过亮，会使眼睛缩瞳更厉害，从而增加眼睛的疲劳程度。台灯选择暖色光眼睛更舒服。

（3）桌面的平均照度值不应低于 300 lx，并应结合工作类别和阅读字体大小进行调整，以避免眩光和眼疲劳等。

（4）建议台灯高于头部，台灯从左边斜上方照入，顶灯从上方或后面照入。

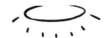

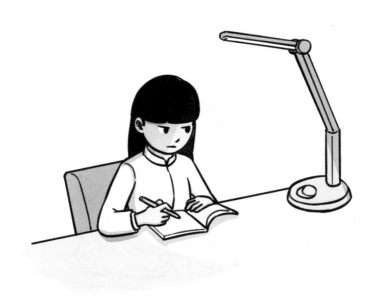

👀 4.6 正确使用电脑和其他电子产品

距离合适：距离手机 40 cm；距离电脑 60 cm；距离电视 3 m。

光线合适：用眼时有足够的采光和照明，电子屏幕光线温和舒适。

姿势合适：不躺着、趴着玩电子产品。

时间合适：2 岁前，杜绝使用电子产品。

2～5 岁儿童每次观看电子屏幕的时间不应超过 20 分钟，每天不超过 1 小时。

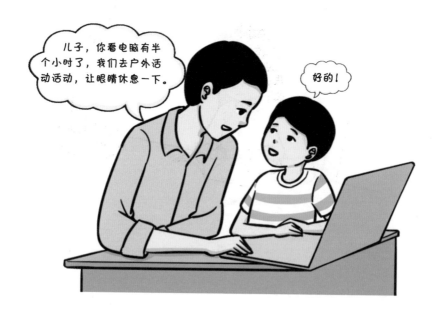

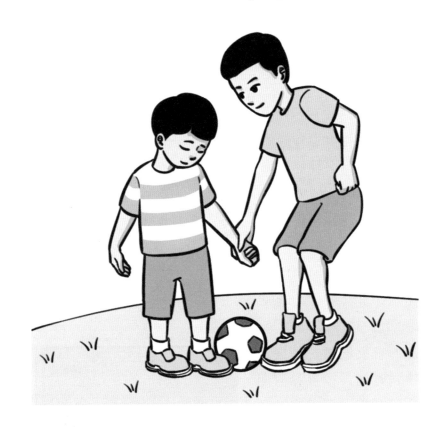

5 岁以上儿童每天使用电子产品不应超过 1.5 小时，单次不超过 30 分钟。

家长是孩子的第一任老师，孩子的诸多生活习惯都是学习父母的，因此，家长也应该树立正确使用电子产品的观念，给孩子树立榜样，千万不要当孩子的反面教材。

4.7 充足的睡眠时间

眼睛的发育和视力调节主要受自主神经的支配，当自主神经出现功能紊乱时，眼内睫状肌就会出现异常收缩，使眼轴变长，从而形成近视。眼科医生的调查和统计资料证实，造成眼部自主神经功能紊乱的首要因素，是缺乏睡眠时间。在青春前期这段时期，每天应睡足9～10小时。如果有可能，中午也要睡上0.5～1小时，这对于预防儿童近视有很大帮助。

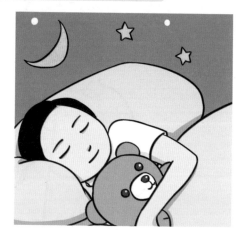

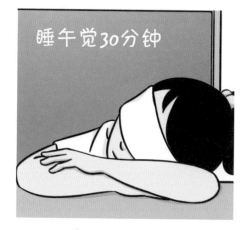

4.8 注意饮食

眼部组织维护正常功能需要丰富的营养成分，眼睛的发育也和孩子的身体发育一样，需要均衡的营养摄入，只有保证丰富的蛋白质、充足的维生素、足够的钙质、适量的微量元素，才能满足它的营养需求。近视和饮食习惯有一定的联系，如长时间饮食过甜、过精、过软，都可能增加近视的度数，吃硬质食物过少也是引起儿童青少年近视增加的原因之一。

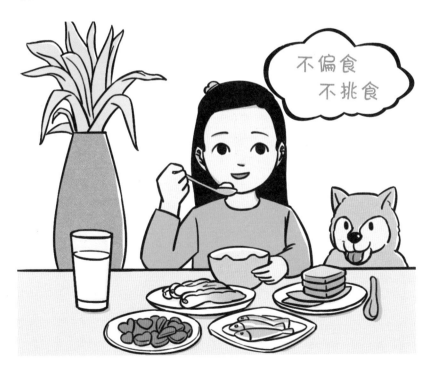

1. 对预防近视有益的食物

（1）富含维生素 A 的食物：维生素 A 是维持眼睛角膜正常功能的重要成分，富含维生素 A 的食物有胡萝卜、绿叶菜类、黄色菜类、芒果、动物肝脏、奶、禽蛋等。

（2）富含维生素 B 的食物：维生素 B 是视力保健不可或缺的成分，可从芝麻、乳制品、瘦肉、绿叶蔬菜、豆类、糙米等食物中摄取。

（3）富含维生素 C 的食物：眼睛的晶状体中有高含量的维生素 C，它作为抗氧化剂对眼睛起到保护作用，如果

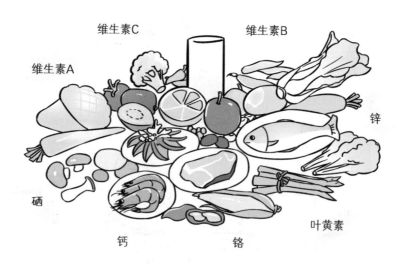

缺乏维生素 C 容易患白内障。维生素 C 含量丰富的水果，如苹果、橙子、猕猴桃等都是不错的选择。

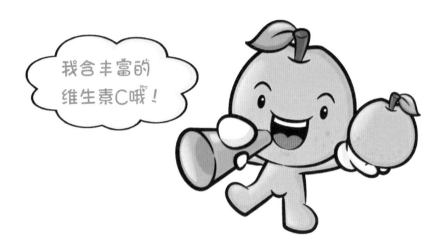

（4）富含钙的食物：钙是眼部组织的"保护器"，体内钙缺少，会造成眼睛巩膜的弹力降低，眼轴拉长，易形成视力减退或轴性近视。含钙的食物有牛奶、虾、虾皮、黄豆、花生、鸡蛋、大枣等。过甜的食品会影响人体对钙离子的吸收，使眼球弹性下降，因此要少吃甜食。人体对钙的吸收离不开维生素 D，所以补充钙的同时，还要适当吃一些富含维生素 D 的食物，如鱼肝油、奶油等。

（5）富含锌和铬的食物：锌有促进维生素 A 吸收的作用，近视患者普遍缺少锌和铬。食物中含锌丰富的食物有牡蛎、肉类、紫菜、黄鱼、豆类、乳类、硬果类等；含铬丰富的食物有粗面粉、牛肉、糙米、玉米、小米、红糖、葡萄汁、食用菌类等。

（6）富含硒的食物：硒能够调节维生素 A、维生素 C、维生素 E 的吸收与利用，缺乏硒可以引起近视、白内障、眼底病等眼科疾病。含硒多的食物有动物肝脏、蛋、鱼、贝类、大豆、蘑菇、芦笋、荠菜、胡萝卜等。

（7）含叶黄素的食物：叶黄素属于类胡萝卜素，主要存在于蔬菜中，有强大的抗氧化作用，可以减少自由基对眼部的伤害，维持眼睛正常血液循环，还能减少蓝光、紫外光对眼睛的伤害，如玉米、芥蓝、绿色花椰菜、菠菜、芦笋、绿色莴苣等深色蔬菜都可以补充叶黄素，蛋黄也是不错的叶黄素提供者。

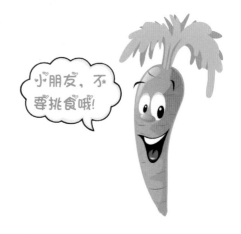

所以培养孩子良好的饮食习惯，不偏食、不挑食，不仅对身体好，也有利于维护好视力。

2. 多吃硬质食品

咀嚼被誉为眼的保健操，因为吃食物可以促使面部肌肉运动，包括支配眼球运动的肌肉，使之有效地发挥调节眼睛晶状体的能力。因此，根据儿童的牙齿发育情况，给予如胡萝卜、土豆、黄豆等耐嚼的硬质食品，增加咀嚼的机会，可预防近视的发生。

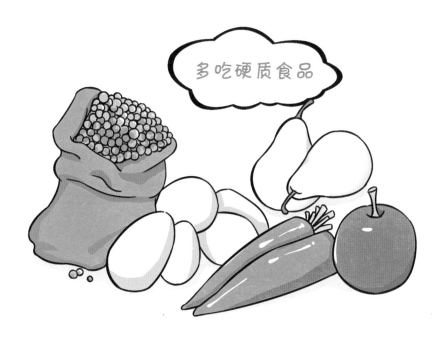

3. 少吃甜食

由于高糖饮食与近视的关系密切，在孩子们的成长过程中适当控制甜食摄入也是预防近视的有效措施。

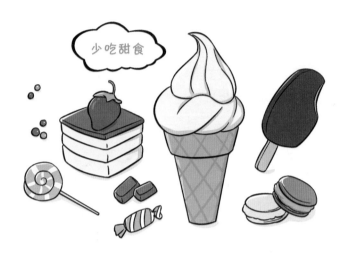

4.9 眼保健操

现在还没有科学依据证明单纯靠眼保健操能治疗或矫正近视，但不能否认眼保健操具有缓解眼部疲劳的护眼作用。另外，按时做眼保健操为孩子提供了眼睛休息的时间，因此，家长应引导孩子在学校眼保健操时间段认真对待，动作准确、到位，切莫敷衍了事。

网上流传的"神奇眼球操"虽然能起到锻炼和强健眼球的作用，但拯救近视、散光、老视、飞蚊症、白内障等一系列问题的功效显然夸大了。

此外，近视的防控需要多方面努力，不能仅寄希望于眼保健操。

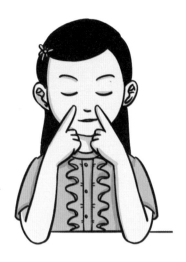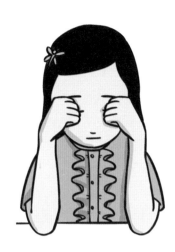

4.10 正确看待治疗近视的广告

很多家长一旦发现孩子已经近视了，或者孩子近视发展速度较快，往往表现得极度焦虑，病急乱投医，听说哪里有什么近视治疗偏方，不计代价都去试一下，结果往往无功而返，甚至出现更大的问题。

某些厂家宣传用按摩仪、护眼仪、"××神镜"等治疗近视，许多家长不惜花费大量金钱为孩子购买近视治疗"神器"。那么通过按摩、护眼仪等保健可以治疗近视、提升视力吗？

　　家长们应该记住一点：在现有的医疗条件下，近视不可治愈，只可防控。国家禁止在近视矫正宣传广告中使用"康复""恢复""降低度数""近视治愈""近视克星"等词汇。对于此类广告，我们可直接认为其为"假"广告！不可信！

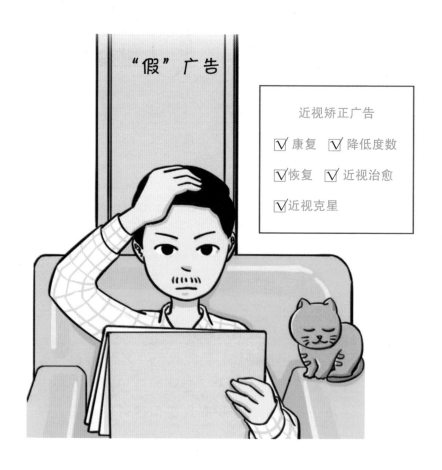

第五章

近视的治疗方式

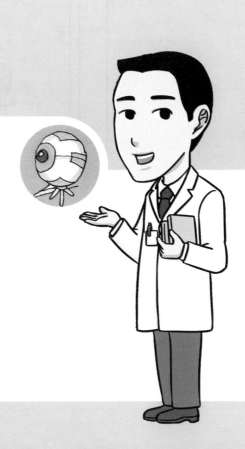

孩子一旦发生近视，家长应该带孩子到正规的医院，在医生的指导、帮助下为孩子选择合适的近视防控手段。目前来说，医学上得到验证有效的近视治疗措施有哪些呢？

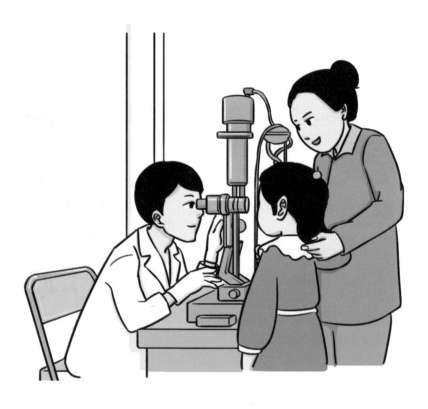

5.1 阿托品滴眼液

目前，经过循证医学证实能有效控制近视的药物是阿托品。阿托品的疗效呈浓度依赖性，浓度越高控制近视进展效果越好，但用药时的副作用也越大，停药后反弹也越多，低浓度(0.01%～0.02%)阿托品有较好的控制近视进展的效果，且用药时副作用少，停药后反弹轻。目前临床已被应用于假性近视，进展性的低、中度近视。0.01%阿托品滴眼液可以使近视增长平均减缓

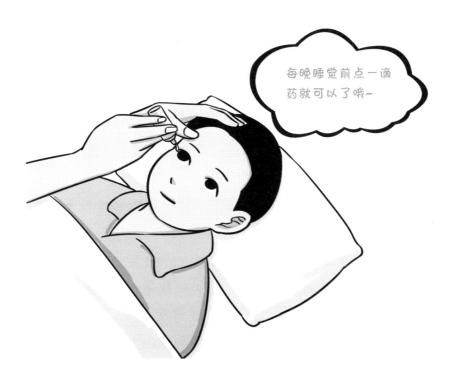

每晚睡觉前点一滴药就可以了哦~

60% ～ 80%，近视度数降低约 50 度 / 年，眼轴长度减缓量约 0.15 mm/ 年。使用方法为每晚睡前 1 次，操作简单，价格低廉。

少数人使用阿托品时会出现畏光、眩光症状，是药物导致的瞳孔扩大所致。0.01% 阿托品睡前一次使用，一般晨起时瞳孔可以恢复正常大小，不会出现畏光症状，少数人早上瞳孔不能恢复，可以隔天使用一次或者使用更低浓度的药物。其他少见不良反应有结膜炎、干眼、眼压升高、过敏等。所以，阿托品应该在医生的指导下使用。

你问我答——关于低浓度阿托品滴眼液治疗近视的几个问题

问 孩子近视了为什么要用 0.01% 硫酸阿托品滴眼液？

答 目前医学界公认少年儿童近视干预的三大法宝：户外运动、角膜塑形镜、0.01% 硫酸阿托品滴眼液。

问 使用 0.01% 硫酸阿托品滴眼液会使瞳孔散大和畏光吗？

答 阿托品作用于瞳孔括约肌中的 M 受体，使瞳孔括约肌麻痹、瞳孔散大、畏光；这类症状是否发生与阿托品的浓度有关，浓度越高，这类症状越明显。研究发现，0.02% 的阿托品是不引起畏光和调节麻痹等临床不适症状的最高浓度。因此使用 0.01％硫酸阿托品滴眼液是比较安全的。如果有畏光出现可以考虑提前时间点眼或隔天使用，若畏光现象依然存在，建议去正规医院就诊，遵从专业医生意见。

问 用了 0.01％硫酸阿托品滴眼液防控近视一定都有效果吗？

答 部分用阿托品控制近视效果不理想患者的主要特点：年龄相对较小，近视发生时间较早，近视发生起始度数较高；处于身体发育期，近视进展速度较快；父母双方

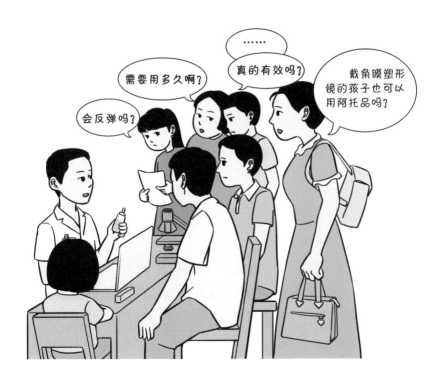

均近视且近视程度较高；不良的用眼习惯，超负荷、高强度、近距离用眼，以及不能保证足够户外运动时间等综合因素。最终导致阿托品在延缓近视进展的应答率上有个体差异。

因此，使用 0.01％硫酸阿托品滴眼液者，依然要定期检查，检测眼轴及近视程度的变化，若效果不佳则可调整控制措施或采取协同控制方案。

（问）孩子已经在使用角膜塑形镜（OK镜）控制近视了，还需要使用 0.01％硫酸阿托品滴眼液吗？

（答）角膜塑形镜和 0.01％硫酸阿托品滴眼液都能控制儿童青少年的近视。有研究表明，接受 OK 镜治疗的患者联合使用 0.01％硫酸阿托品滴眼液控制儿童青少年近视进展有效率高达 95％；因此，当 OK 镜控制疗效欠佳时，可以联合 0.01％硫酸阿托品滴眼液。

（问）我家孩子已经近视戴眼镜了，还需要使用 0.01％硫酸阿托品滴眼液吗？

（答）框架眼镜的佩戴和 0.01％硫酸阿托品滴眼液的使用并不矛盾；框架眼镜解决视力下降看不清楚的屈光问题，而 0.01％硫酸阿托品滴眼液则是延缓已经形成的近视进一步快速发展。

问 0.01%硫酸阿托品滴眼液的使用需要多长时间？

答 0.01%硫酸阿托品滴眼液需要按照治疗周期来使用；一般需要至少连续 2 年的治疗 (最多持续到青春期)，并密切观察近视进展程度及屈光矫正和可能对瞳孔直径及调节功能等方面的影响，同时足够的户外活动、良好的近距用眼习惯都要保持。

（1）0.01%硫酸阿托品滴眼液，每晚睡前 1 滴。

（2）每 3 个月复诊，了解近视程度变化，连续观察 2 年。

（3）如果每年近视进展＜ 0.5D 则表示近视进展稳定，2 年后可以停止治疗，但需要继续观察近视进展情况；如果 2 年后近视进展又变快 (近视进展≥ 0.5D/ 年)，则可以再重新使用 0.01%硫酸阿托品滴眼液。

（4）如果开始用一段时间后发现近视进展仍然很快 (近视进展≥ 0.5D/ 年) 则需要联合户外活动、角膜塑形镜等其他干预措施，并一直使用到青春期 (一般是 14 ～ 16 岁)。

（5）停药时注意阿托品逐渐减量，避免骤停引起近视反弹。

问 0.01%硫酸阿托品滴眼液适用人群有哪些？

答 0.01%硫酸阿托品滴眼液对于近视延缓作用的实

验和文献主要是针对儿童青少年；目前研究中使用范围为 4 周岁到青春期 (一般是 14 ~ 16 岁)。

问 *0.01% 硫酸阿托品滴眼液停药后会反弹吗？*

答 长期规律使用 0.01％硫酸阿托品滴眼液可以有效控制儿童青少年的近视增长，但停药后会有不同程度"反弹"，阿托品浓度越高，反弹越明显。一项来自美国眼科学会的报道称，在停止阿托品治疗后会出现近视反弹，但使用 0.01％浓度的阿托品可以使反弹最小化。因此，0.01％硫酸阿托品滴眼液反弹并不明显，可以长期使用。

5.2 角膜接触镜

5.2.1 角膜塑形镜

角膜塑形镜亦称 OK 镜，起源于美国，历经 50 年的发展，已在全球 34 个国家得到应用。夜间佩戴 OK 镜使角膜塑形，白天摘镜，孩子在白天可有较好的裸眼视力。

缺点是价格较贵，对护理清洗操作要求较高，佩戴不当存在发生感染等并发症的风险。

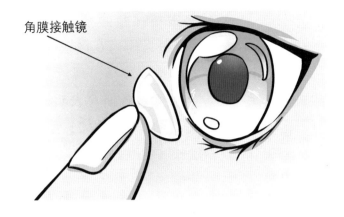

角膜接触镜

角膜塑形镜的验配应该在医院由专门的验配医师完成。

5.2.2 多焦点接触镜

多焦点接触镜是指一个镜片设计中，既有用于观察近距离物体的处方，又有观察远距离物体的处方，有时还含中间距离的处方，戴上之后可以提供真实清晰的影像，白天佩戴，夜晚摘镜。

缺点是操作较麻烦，对卫生习惯要求高，对散光矫正差，可能会感觉外周视野模糊。

5.2.3 你问我答——角膜接触镜

（问）听说角膜塑形镜和多焦点接触镜可以控制近视进展，它们真的有用吗？

（答）是的，它们可以模拟户外环境的保护性离焦，让佩戴者既能同时看清远、近物体，又能抑制近视的进展。研究表明，相对框架眼镜，角膜塑形镜可以控制 32% ～ 63% 的眼轴增长，减缓量约为 0.15 mm/ 年。适合近视增长每年超过 50 度的儿童或较早出现近视并伴高度近视家族史者。关于多焦点接触镜的研究表明，多焦点接触镜具有一定的延缓近视进展的作用（约 21 度 / 年），能控制 25% ～ 50% 的眼轴增长（约 0.11 mm/ 年），近视控制效力低到中等。

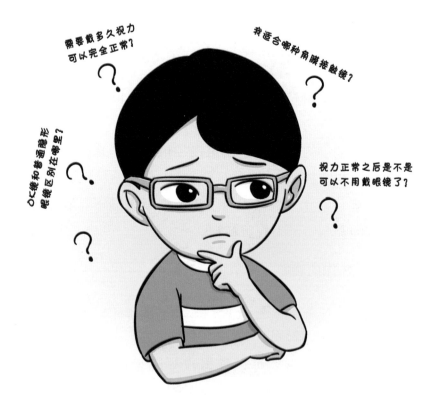

问 OK 镜和隐形眼镜有什么区别？

答 普通的隐形眼镜是在白天使用，矫正散光效果有限，无明显控制近视进展的效果，且透氧性差、安全性差。OK 镜是一种只需要在晚上睡觉时佩戴、白天摘镜也可以达到清晰视力的角膜接触镜，相比普通隐形眼镜，其透氧性高，经特殊定制的 OK 镜还可矫正较高度数的散光。

问 OK 镜佩戴多久近视可以完全好，不用再戴了？

答 这种想法是错误的。OK 镜的作用是可逆的，必须每天晚上坚持佩戴才可以达到白天有清晰的裸眼视力的效果。OK 镜之所以能矫正视力是因为它的特殊设计可以使角膜形状发生改变，从而降低近视度数，如果停止佩戴 OK 镜，角膜会慢慢恢复原状，近视也会逐渐回到原来的度数。

问 OK 镜比框架眼镜贵好多，我可以配制一副 OK 镜给家里两个孩子都用吗？

答 不可以的。OK 镜需要个性化定制验配，每个人的角膜曲率、角膜直径、近视及散光的度数不同，配置的 OK 镜也不同，共同使用同一副 OK 镜达不到有效控制近视的效果，反而可能带来交叉感染等卫生问题。

问 OK 镜和多焦点接触镜哪个更适合小孩子，有什么区别呢？

答 表 5-1 简述了二者主要区别，至于孩子更适合哪一种，需要专业的眼科医生对孩子的情况进行评估，同时也需参考家长的意愿。

表 5-1 OK 镜和多焦点接触镜的区别

区别点	OK 镜	多焦点接触镜
佩戴方式	夜戴（6 ~ 12 小时）	日戴（8 ~ 12 小时）
视力矫正速度	需数天至 2 周的时间，视力达到稳定	戴镜当天视力即可达到 1.0
舒适性	硬镜，起初有异物感	软镜，无明显异物感
戴镜难易	镜片较小，易戴易摘	镜片较大，起初戴有点难度
护理	需每天清洗护理，需要细心呵护，易碎品	日抛型，无需特殊护理
矫正近视度数范围	一般不超过 600 度	近视 100 ~ 1000 度
镜片寿命	1 ~ 1.5 年	1 天
镜片直径	小于角膜直径	大于角膜直径

5.3 特殊设计的框架眼镜

5.3.1 双光镜和双光棱镜

镜片分为视远区与视近区，可以让患者看远处时使用上方，近处阅读和书写时使用下方，从而更好地利用近附加改善调节反应。

亚洲儿童青少年佩戴双光镜后，眼轴延缓量平均为0.08 mm/ 年，近视程度延缓量平均为 30 度 / 年。

5.3.2 渐进多焦框架镜

资料显示，亚洲儿童青少年佩戴渐进多焦框架镜后，眼轴延缓量平均为 0.05 mm / 年，屈光度数延缓量平均为17 度 / 年，近视控制效力比较弱。

5.3.3 周边离焦设计框架眼镜

依据周边离焦理论设计的镜片，外观上与普通镜片没

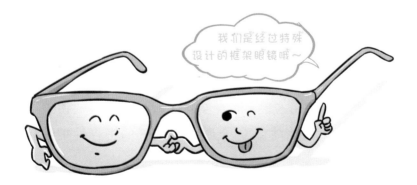

有差别。

亚洲儿童青少年佩戴周边离焦设计框架眼镜后，眼轴延缓量平均为 0.05 mm/ 年，近视程度延缓量平均为 12 度 / 年，近视控制效力弱。

5.3.4 多点近视离焦框架眼镜

镜片外观与普通单焦框架眼镜无差别，亚洲儿童青少年佩戴多点近视离焦框架眼镜后，眼轴延缓量平均为 0.16 mm/ 年，近视程度延缓量平均为 28 度 / 年。

缺点是光线经过镜片中央离焦区后，分解为远用矫正部分和近视离焦部分，使得对比度有所降低。

5.4 后巩膜加固手术

对于儿童青少年发展迅速的变性近视度数较高（超过600 度）且发展速度极快（每年加深超过 100 度），伴有眼球前后扩张，后巩膜葡萄膜肿形成，眼科医师可以采用后巩膜加固手术治疗，相当于给眼球薄弱的地方补了一个"补丁"。

手术中应用医用的硅胶海绵、异体巩膜或阔筋膜等作为保护加固材料，加固和融合眼球后极部巩膜，使该区巩膜壁厚度及韧度增加，阻止眼球后极部的进行性扩张和眼

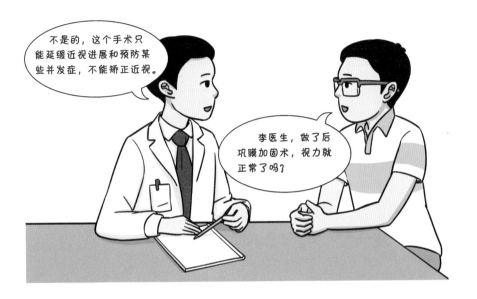

轴进行性延长，延缓近视进展。同时，术后形成新生血管，增强脉络膜和视网膜的血液循环，兴奋视细胞，提高视敏度。

手术的目的是控制和减少近视度数的发展，达到稳定近视度数、阻止黄斑及后极部视网膜变性发生和发展的作用，从而挽救部分进展迅速的高度近视患者的视功能。

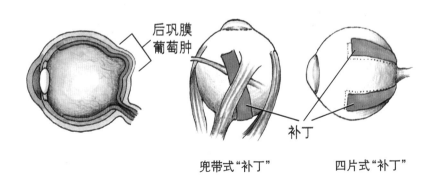

后巩膜
葡萄肿

补丁

兜带式"补丁"　　　　四片式"补丁"

5.5 近视矫正手术

　　一般年满 18 周岁（特殊情况可低于 18 岁），不愿意佩戴框架或隐形眼镜，精神及心理健康、具备合理的摘镜愿望和合适的术后期望值者可以考虑手术矫正近视。

　　目前主流的近视矫正手术主要有四种：全飞秒激光手术、飞秒激光辅助的 LASIK 手术、准分子激光手术、人工晶状体植入手术（俗称 ICL 手术）。

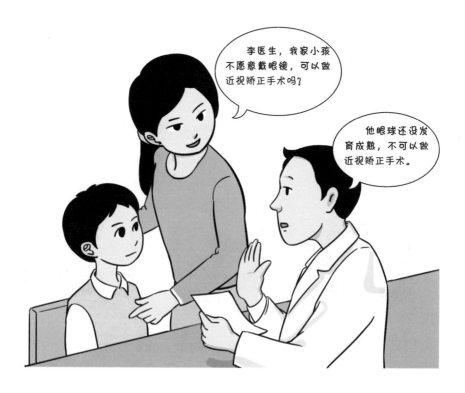

5.5.1 全飞秒激光手术

用激光在角膜边缘制作一个 2 mm 的小切口，计算机依据患者的近视及散光度数在角膜基质间制作了一个角膜透镜。再通过 2 mm 的切口，将角膜透镜取出，达到治疗近视的作用。全飞秒激光手术时间短、创伤小、术后恢复快。

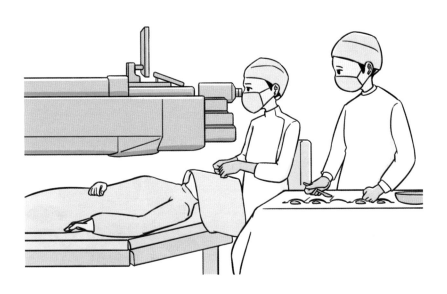

5.5.2 飞秒激光辅助的 LASIK 手术

用飞秒激光在角膜表面切开一个角膜瓣，掀开角膜瓣，通过激光切削改变角膜弯曲度达到矫正近视的目的，然后将角膜瓣覆盖原位置。手术过程安全，恢复快，可以设计个性化治疗。

5.5.3 准分子激光手术

准分子激光手术，即准分子激光屈光性角膜切削术，是利用准分子激光直接对角膜表面进行切削，改变角膜的弯曲度，达到矫正近视的目的。手术过程简单，安全性高。但术后可能有数天眼部异物感，可能需要 3 ～ 6 个月的用药及定期的复查。

5.5.4 人工晶体植入手术

对那些度数较高或角膜太薄不适合激光治疗的患者，可以采用晶体植入的方式进行矫正。原理是依据患者的度数特制一个合适的镜片，通过角膜小切口将其植入眼内，放置于虹膜后晶体前。对高度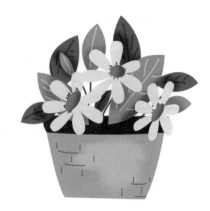近视患者可以达到很好的矫正效果。

5.5.5 你问我答——近视矫正手术

(问) 近视手术风险大吗？

(答) 得益于科学技术的进步，近视矫正手术是目前安全度最高的手术之一，每年大约有百万人接受不同方式的近视矫正手术。当然如果要选择手术还是必须到医院做详细的术前检查才行。手术前两年眼睛度数稳定，发展速度每年不大于 50 度，术后效果和稳定性才会更好。

(问) 近视手术过程会出血吗？很疼吗？

(答) 近视手术是在眼睛角膜上进行手术的，角膜上没有血管，所以手术过程中不会出血。因为手术时间极短（全过程一般只需 4 ～ 5 分钟），且医生会给角膜进行表面麻醉，所以手术过程中也不会有明显的疼痛感。

(问) 近视手术后，将来还会得老视、白内障等其他眼病吗？

(答) 首先，近视手术不会造成这些眼病，两者没有直接关系。老视、白内障，还有一些眼底病，都是和生理性衰老有关的眼病。正常手术不会增加患其他眼病的概率。

问 近视手术后近视会反弹吗？

答 近视手术后近视本身是不会反弹的。在激光切削的角膜部位，组织没有再生能力，就不存在反弹的说法。但是如果术后过度用眼或者术前本身近视度数不稳定，进展较快，术后当然还可能会再近视。

问 手术后再近视可以矫正吗？

答 一般来说手术后注意合理健康用眼是不会产生近视的，当然如果因为特殊原因再近视，在度数稳定后通过医生检查，符合手术条件还是可以再次进行手术矫正的。

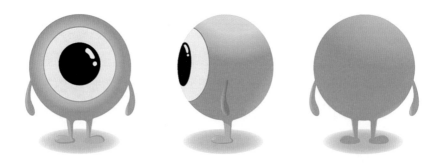

第六章

建立屈光档案，监测远视储备

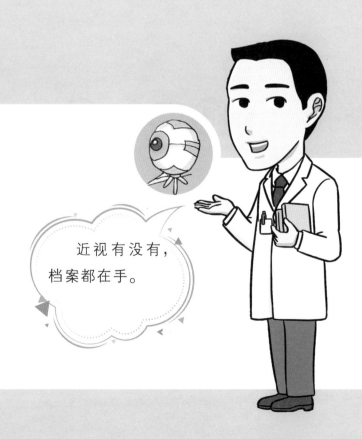

近视有没有，
档案都在手。

就像经常给小朋友量身高一样，家长也应该定期带小朋友做眼科检查，以便监测孩子在身体长高的同时有没有出现视力的下降或者近视度数的加深。一般来说，从3岁起，就应该为孩子建立屈光档案，每3～6个月进行一次眼科检查，评估远视储备情况、眼球发育情况，尽早发现近视的苗头，从而做到有效预防。

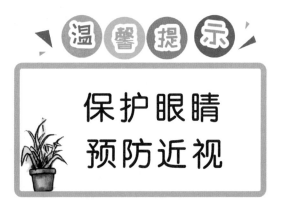

温馨提示

保护眼睛
预防近视

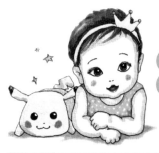

建立屈光档案
监测远视储备

时间	眼别	视力	主觉屈光度数	散瞳屈光度数	配镜度数	眼轴长度	干预措施
	右眼						
	左眼						
	右眼						
	左眼						
	右眼						
	左眼						
	右眼						
	左眼						
	右眼						
	左眼						
	右眼						
	左眼						

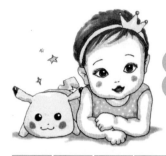

建立屈光档案
监测远视储备

时间	眼别	视力	主觉屈光度数	散瞳屈光度数	配镜度数	眼轴长度	干预措施
	右眼						
	左眼						
	右眼						
	左眼						
	右眼						
	左眼						
	右眼						
	左眼						
	右眼						
	左眼						
	右眼						
	左眼						

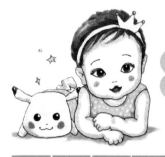

建立屈光档案
监测远视储备

时间	眼别	视力	主觉屈光度数	散瞳屈光度数	配镜度数	眼轴长度	干预措施
	右眼						
	左眼						
	右眼						
	左眼						
	右眼						
	左眼						
	右眼						
	左眼						
	右眼						
	左眼						
	右眼						
	左眼						

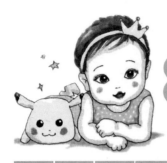

建立屈光档案
监测远视储备

时间	眼别	视力	主觉屈光度数	散瞳屈光度数	配镜度数	眼轴长度	干预措施
	右眼						
	左眼						
	右眼						
	左眼						
	右眼						
	左眼						
	右眼						
	左眼						
	右眼						
	左眼						
	右眼						
	左眼						